Sarra Nasri
Sinda Najjar
Rim Kallala

Microdontia: Reabilitação funcional e estética

Sarra Nasri
Sinda Najjar
Rim Kallala

Microdontia: Reabilitação funcional e estética

Definição, classificação e tratamento terapêutico da microdontia

ScienciaScripts

Imprint

Cover image: www.ingimage.com

This book is a translation from the original published under ISBN 978-620-6-77375-7.

Publisher:
Sciencia Scripts
is a trademark of
Dodo Books Indian Ocean Ltd. and OmniScriptum S.R.L publishing group

120 High Road, East Finchley, London, N2 9ED, United Kingdom
Str. Armeneasca 28/1, office 1, Chisinau MD-2012, Republic of Moldova, Europe
Printed at: see last page
ISBN: 978-620-8-04056-7

ÍNDICE DE CONTEÚDOS

Introdução

As anomalias dentárias podem ser congénitas, de desenvolvimento ou adquiridas, e manifestam-se como uma alteração no tamanho, morfologia, número ou padrão de erupção dos dentes [1]

As alterações no tamanho dos dentes podem variar de acordo com uma série de factores, incluindo o sexo e o grupo étnico. É comummente aceite que as mulheres têm dentes mais pequenos do que os homens.

Os factores genéticos e ambientais podem ter uma influência mais grave no desenvolvimento dentário desde a vida intra-uterina [4].

Entre as várias anomalias dentárias de formação, o termo "microdontia" é utilizado como definição da alteração do volume dentário, caracterizada por uma redução das suas dimensões, associada, em muitos casos, a uma alteração também da sua forma [5],[6].

Por definição, a microdontia ocorre quando a largura mesio-distal da coroa de um dente é menor que sua largura cervical [6]

1. Definição de microdontia

A microdontia é uma anomalia de forma ou morfologia. É uma condição na qual um ou mais dentes parecem dimensionalmente menores fora dos limites habituais de variação. [7]

Os limites de variação das dimensões dos dentes não são semelhantes em todas as populações [8]. Atualmente, há evidências de diferenças no tamanho dos dentes entre diferentes grupos étnicos e até mesmo entre homens e mulheres. Em uma revisão sistemática conduzida por Da Silva et al em 2019, o dimorfismo sexual nas larguras mesio-distais foi encontrado em todos os dentes em uma variedade de populações, predominantemente nos caninos inferiores (5, 73%) e caninos superiores (4,72%), seguidos pelos segundos molares inferiores (3,54%) e segundos molares superiores (3,20%) e, finalmente, nos primeiros molares inferiores (3,14%) e primeiros molares superiores (2,64%) [3]

Outras anomalias podem estar associadas, como agenesia ou dentes impactados.

Esta anomalia dentária pode causar problemas estéticos em alguns pacientes, bem como problemas de compactação dos alimentos. Pode também levar à má oclusão, perturbando o desenvolvimento normal das arcadas dentárias e dos maxilares [3].

Foi elaborada uma tabela que resume os valores normais aproximados para as dimensões dentárias (tabela 1).

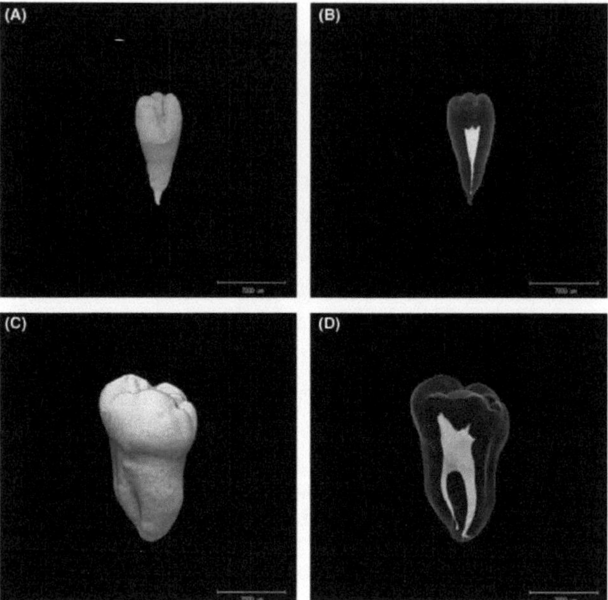

Figura 1 (A) tomografia microcomputada do 3° molar superior de um paciente de 32 anos, (B) representação tridimensional da morfologia radicular desta microdontia, (C) tomografia microcomputada de um 3° molar inferior de um paciente de 41 anos, (D) representação tridimensional da morfologia radicular deste dente normal. [3]

dentárias

	Canino Lateral Central 1.o 2.o 1.o 2.o **incisivo incisivo pré-molar pré-molar molar molar** **(MD/VL) (MD/VL) (MD/VL) (MD/VL) (MD/VL) (MD/VL) (MD/VL) (MD/VL)**
Maxilar	
Média*	8,6/7,1 7,0/6,4 7,9/8,2 7,2/9,5 6,7/9,3 10,1/11,3 9,6/11,4
Direita	6,8/3,6 _ 6,4/Nm 5,9/Nm 6,5/Nm 7,3/8,3 7,9/Nm
Esquerda	7,0/3,9 _ 6,6/Nm 6/Nm 5,4/Nm 7,6/8,5 8,7/Nm
Mandíbula	
Média*	5,4/5,8 6,1/6,3 7,0/7,1 7,1/7,1 7,1/8,4 11,2/10,6 10,7/10,5
Direita	4,0/3,5 4,6/3,5 5,7/Nm 6,2/Nm 6,4/Nm 8,1/7,1 7,9/Nm
Esquerda	4.3/3.6 4.4/3.5 5.5/Nm 5.9 /Nm 6.3/Nm 7.9/7.7 8.6/Nm

***Valor extraído de Xin,P :Text book of dental anatomy and physiology , ed. 7 , Beijing,2012, People's Medical Publishing House,pp . 46-47. Nm , não medido , VL = Vestibulo-Lingual , MD= Mesio-Distal**

2. Epidemiologia

A prevalência de anomalias dentárias tem sido estudada em diferentes comunidades, grupos e etnias. No entanto, variações em vários factores como a raça, métodos de amostragem e diferentes critérios de diagnóstico levaram a resultados inconsistentes entre populações.

Com isto em mente, foi realizado um estudo para avaliar a prevalência de todos os tipos e subtipos de anomalias dentárias em pacientes com idades compreendidas entre os 6 e os 40 anos, com referência às suas radiografias panorâmicas. Este estudo transversal foi realizado através da análise das radiografias panorâmicas de 1200 pacientes admitidos numa clínica na Turquia em 2014. As anomalias dentárias foram examinadas em 5 tipos e 16 subtipos. Os resultados deste estudo foram que 39,2% dos pacientes tinham anomalias dentárias (46% nos homens e 54% nas mulheres). Entre essas anomalias, as que afectam o tamanho dos dentes foram diagnosticadas em 8,2% dos pacientes, com uma prevalência de microdontia de 3,08% [9]

A microdontia é a anomalia mais comum do tamanho dos dentes, com uma prevalência que varia de 1,5 a 3%. Ela afeta tanto os dentes decíduos quanto os lactentes, com uma prevalência de 0,5% e 2,5%, respetivamente [10].

A prevalência de microdontia é de 2,6% e, portanto, é classificada como a terceira anomalia dentária mais comum de acordo com estudos recentes. Gupta et al[33] relataram uma prevalência de 2,58%, Atac et al[11] relataram uma prevalência de 1,58%. Patil et al [12]registaram apenas 1%, Kathariya et al [13]registaram 4,3% e Buldur et al [31] registaram a prevalência mais baixa, que foi de 0,3%.

A razão para a variação entre os seus resultados pode ser atribuída aos critérios de diagnóstico utilizados para identificar e classificar as anomalias dentárias, factores genéticos e raciais. Além disso, os tipos de anomalias avaliadas por estes estudos podem ser outra razão para a inconsistência, uma vez que os estudos anteriores investigaram apenas alguns tipos de anomalias e não todos.

Shafer et al. descreveram três tipos de microdontia [14]: microdontia de um único dente (geralmente o incisivo lateral superior ou os terceiros molares); microdontia generalizada relacionada a uma mandíbula relativamente grande; e microdontia generalizada verdadeira envolvendo todos os dentes. Por outro lado, de acordo com Bargale et al [15], a microdontia pode afetar todo o dente, ou apenas parte do dente, ou seja, a coroa ou a raiz. Neste trabalho, optamos por descrever a classificação de Goldberg, apresentada no livro "Normal and pathological teeth", em 2001. Segundo os autores, a microdontia pode ser classificada em três tipos:

3. Tipos de microdontia :

3.1. Microdontia isolada / localizada :

A microdontia localizada, como o próprio nome indica, afecta apenas um ou mesmo dois tipos de dentes. Esta anomalia afecta principalmente os chamados dentes "fracos": o terceiro molar e o incisivo lateral superior, que continua a ser o dente mais frequentemente afetado pela microdontia [16], e que pode, em alguns casos, estar associado à agenesia.

O segundo pré-molar, por outro lado, é frequentemente agénico mas raramente reduzido em tamanho.

O incisivo subdimensionado pode ter uma variedade de aparências, porém, há uma variação frequente na morfologia, com o incisivo assumindo uma forma conoidal. As superfícies mesial e distal, que normalmente são paralelas ou divergentes, convergem e tendem a convergir incisalmente no incisivo lateral, dando-lhe uma aparência graciosa (Figura 3-c). Esta situação é comummente designada por "dente em forma de Peg". Raros casos de microdontia do canino e do incisivo central (Figura 2,4) foram relatados na literatura. A microdontia localizada dos segundos molares superiores também foi relatada. (Figura 3, 5)

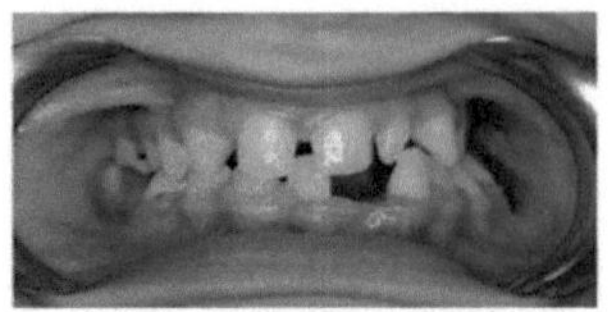

Figura 2 : Vista intra-oral mostrando os microdontes 11, 12 e 22 antes da restauração direta com resina composta e possível tratamento ortodôntico posterior para corrigir o reposicionamento dentário. [[17]

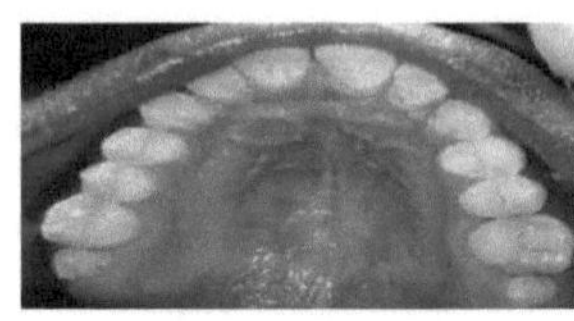

Figura 3 : Vista intra-oral da arcada superior mostrando microdontia dos segundos molares esquerdo e direito [[18]]

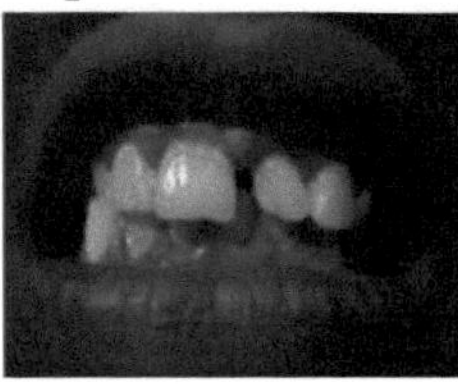

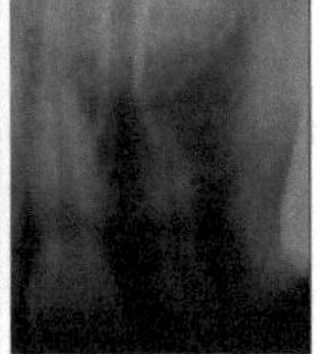

Figura 4 Caso raro descrito na literatura de uma microdontia isolada do incisivo central [[19]]

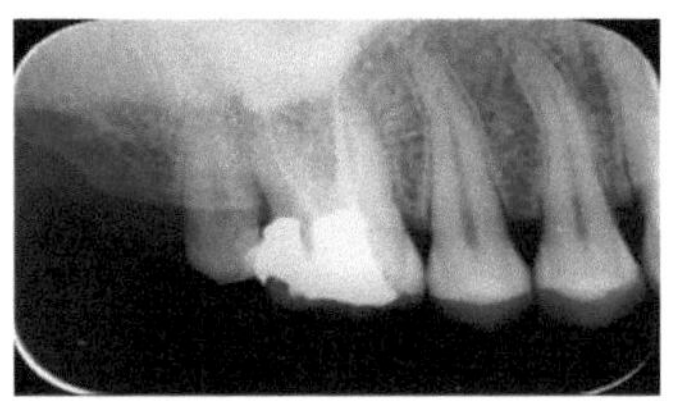

Figura 5 Radiografia retroalveolar mostrando tratamento endodôntico e restaurador no primeiro e segundo molares superiores direitos, respetivamente; este último é um dente microdôntico [[18]]

A microdontia também envolve frequentemente dentes supranumerários. Pode envolver vários dentes ao mesmo tempo, além de outras anomalias dentárias, como a hipodontia, sem estar ligada a um quadro sindrómico.

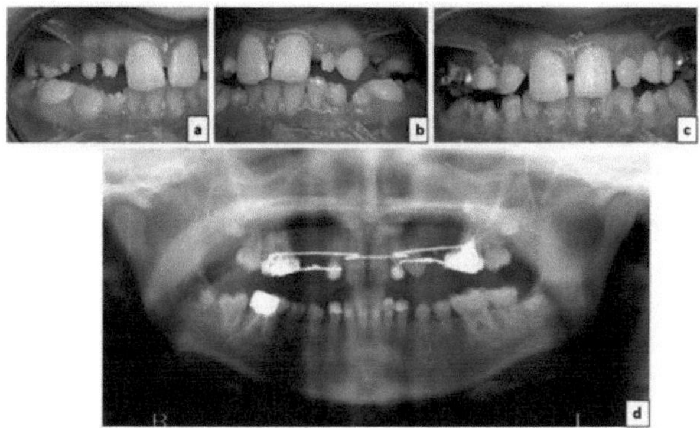

Figura 6 (a,b) Vista lateral intra-oral inicial; (c) Vista endobucal após coronoplastias aditivas e próteses retidas ortodonticamente; (d) Radiografia panorâmica da situação [6]

Na Figura 7, descrevemos o caso de uma criança de 11 anos de idade que foi à consulta para tratamento de microdontia múltipla associada a agenesia. A sua história clínica mostrava que ela também tinha um atraso no peso e na altura, mas não apresentava uma condição sindrómica. A análise genética não identificou quaisquer variantes causais. O exame clínico e radiológico revelou agenesia do 13 e do 23 e infraclusões laterais associadas à presença de microdontia dentária setorial (dentes 15-14-12-22-24-25, de acordo com o sistema de pontuação FDM).

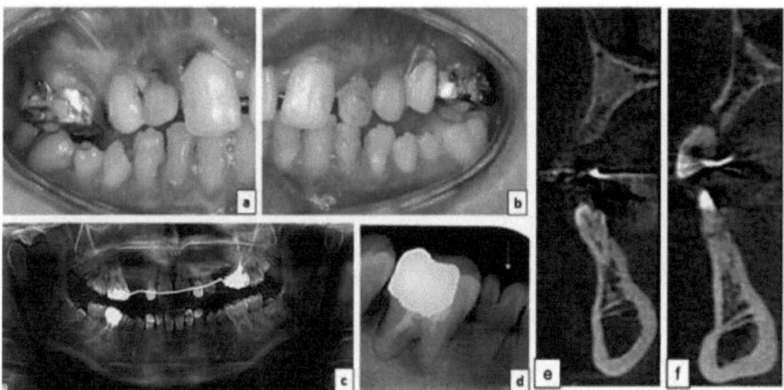

Figura 7 Situação clínica 10 anos depois (início da idade adulta). (a,b) Vistas laterais intra-orais; (c) Radiografia panorâmica da situação; (d) Radiografia retroalveolar mostrando 45 com morfologia coronal-radicular atípica; (e) TCFC da região esquerda. [[6]]

A microdontia localizada também pode ser observada em casos de fenda palatina unilateral. Isto deve-se ao facto de os incisivos centrais adjacentes à fenda serem mais pequenos do que os seus homólogos do lado saudável. Isto é o oposto do que se observa na dentição temporária. Também pode ser observado em fendas palatinas unilaterais. Isto deve-se ao facto de os incisivos centrais adjacentes à fenda serem mais pequenos do que os seus homólogos do lado saudável. Este facto é contrário ao que se observa na dentição temporária. De acordo com uma revisão sistemática de F-Souza et al publicada em 2022, foi observada uma associação significativa entre a presença de uma fenda orofacial e microdontia (Odds Ratio= 15,57) [20].

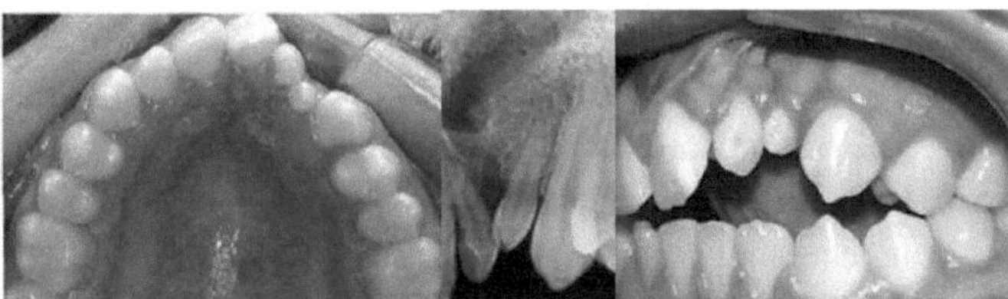

Figura 8 : Microdontia associada a uma fenda palatina, além da presença de um dente supranumerário [21]

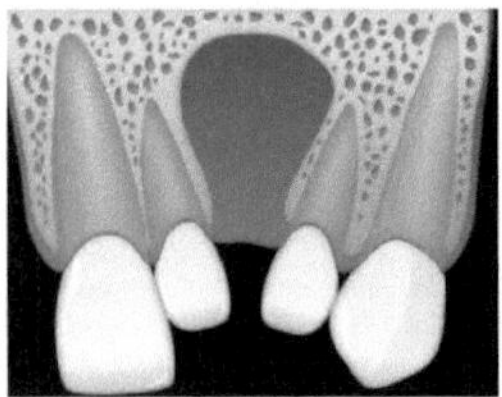

Figura 9 Incisivos laterais superiores distal e mesial à fenda alveolar mostrando microdontia. [21]

De acordo com uma revisão sistemática e uma meta-análise efectuadas por Antonaraki et al[3], os pacientes com fenda labial e palatina unilateral não sindrómica tendem a ter dentes posteriores maiores, mas dentes anteriores menores, em comparação com a população em geral. Quando se comparam os lados, os pacientes com fenda labial e palatina unilateral tendem a ter dentes maxilares mais pequenos mas dentes mandibulares maiores na fenda do que no outro lado. [3]

3.2. Microdontia relativa:

Esta é uma condição relativamente generalizada e pode dizer-se que não se trata de uma microdontia verdadeira, mas sim de uma ilusão. Se existirem dentes ligeiramente menores do que o normal numa mandíbula anormalmente grande, eles parecerão pequenos. Tal condição pode ocorrer quando o indivíduo herdou uma mandíbula maior do que o normal de um dos pais, e o tamanho dos dentes do outro pai. Também conhecida como "DMD por defeito", corresponde a uma desproporção entre as dimensões mesio-distais dos dentes permanentes e o perímetro das arcadas alveolares correspondentes. Como resultado, a continuidade das arcadas dentárias a nível proximal deixa de estar assegurada. Esta anomalia, quantificável pelo índice de Bolton (Figura 10-a), para além de originar numerosos diastemas, conduz frequentemente a problemas de oclusão estática (má intercuspidação) e, por vezes, de oclusão dinâmica (contacto prematuro e/ou interferências oclusais) (Figura 10-b) [16] A microdontia relativa é geralmente acompanhada de diastemas no bloco incisivocanino e está normalmente associada a um adelgaçamento dos tecidos periodontais, o que torna mais complexa a gestão estética do caso. O índice de Bolton permite-nos diagnosticar a MDD e obter, entre outras coisas, um "rácio anterior". É calculado de canino a canino, utilizando a relação das larguras mesio-distais dos dentes mandibulares e maxilares. Um índice maior que 77,2% pode indicar um defeito maxilar que resulta nesses diastemas interincisais na maxila, complicando o tratamento ortodôntico (Figura 10.b). Quando a microdontia é isolada (Figura 8.c), o tratamento ortodôntico tem como objetivo ideal restaurar a Classe I de Angle e criar espaço suficiente para a restauração do dente subdimensionado.

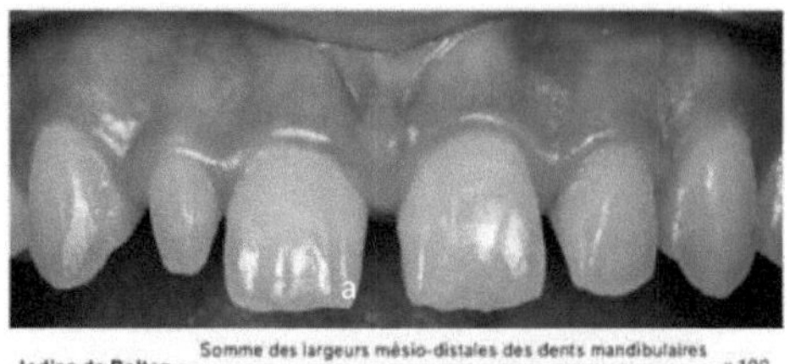

Indice de Bolton = $\frac{\text{Somme des largeurs mésio-distales des dents mandibulaires}}{\text{Somme des largeurs mésio-distales des dents maxillaires}} \times 100$

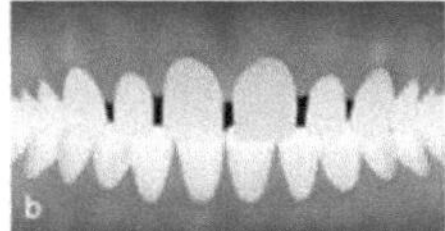

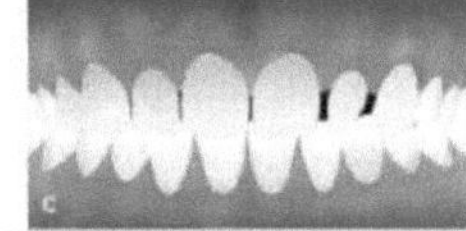

Figura 10 (a) microdontia relativa e índice de Bolton; (b) índice de Bolton>77,2%; (c) microdontia localizada

Nos sobreviventes de cancro pediátrico (especialmente da cabeça e pescoço) tratados com quimioterapia ou radioterapia, os efeitos tardios no desenvolvimento dentário são comuns e requerem cuidados dentários adequados.

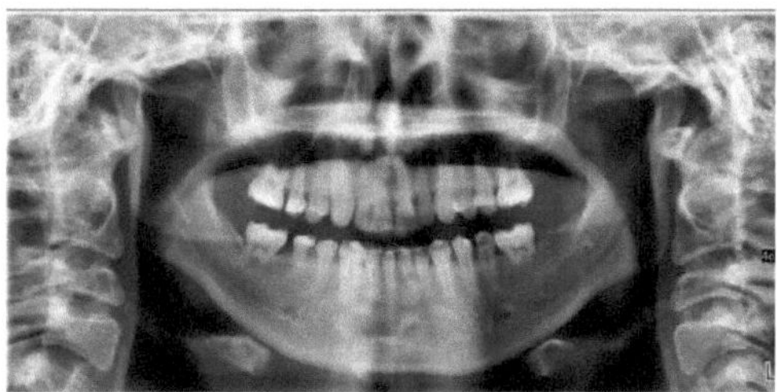

Figura 11 Radiografia panorâmica de um sobrevivente de 23 anos a quem foi diagnosticado, aos 3 anos e 4 meses de idade, um rabdomiossarcoma embrionário no lado direito da nasofaringe. O tratamento consistiu em radioterapia de 50,4Gy e quimioterapia. Neste caso, a radiação na região dentária posterior estava associada à ausência dos segundos molares. Os primeiros molares estavam apenas a iniciar a formação das suas raízes, o que foi claramente perturbado. Havia também microdontia dos pré-molares inferiores do lado direito. [22]

A microdontia relativa também pode ser observada em certas síndromes (tabela 2):

Quadro 1 Síndromes em que a microdontia relativa é uma das manifestações clínicas

Síndroma	Sinónimos	Hérédité	Prevalência	Idade de aparição	Manifestações Clínicas
Síndrome de Mohr-Tranebjaerg	Síndrome de surdez-distonia-neuropatia ótica	Ligado ao X recessivo	<1 / 1 000 000	Infância	• - A síndrome de Mohr-Tranebjaerg (MTS) é uma síndrome neurodegenerativa recessiva ligada ao X que começa com perda de audição na primeira infância, seguida de distonia ou ataxia progressiva na adolescência, deficiência visual na idade adulta e demência na 4ª década. - **Descrição clínica:** • Os sinais mais frequentes incluem: - face estreita - hipertelorismo (Figura 12) - língua bífida - braquidactilia - nanismo -

					polidactilia pré-axial - polidactilia pós-axial - raiz nasal larga - surdez condutiva - sindactilia dos dedos (Figura 14). Outros sinais são menos frequentes: • - anodontia/oligodontia - lábio leporino mediano, - fenda palatina - freios bucais anormais - anomalia das metáfises - nariz bífido - nariz longo, grande e bulboso - palato ogival e estreito, - retrognatia, micrognatia - sindactilia dos dedos dos pés [18] .
Síndrome de Goltz	Síndrome de Gorlin Goltz	Ligado ao X dominante	<1 / 1 000 000	Neonatal	• - A síndrome de Goltz (também conhecida como hipoplasia dérmica) é caracterizada

					por um envolvimento polimorfo da pele e uma grande variedade de anomalias que podem afetar os olhos, os dentes, o esqueleto, o sistema nervoso central e os sistemas urinário, gastrointestinal e cardiovascular. - **Descrição clínica :** • - As caraterísticas clínicas desta doença incluem áreas de atrofia cutânea e papilomas periorificiais, predominantemente em redor da boca e das regiões genital e/ou anal. Podem ocorrer hérnias do tecido adiposo subcutâneo em áreas onde pequenas placas atróficas são confluentes.

					• -A anincodistrofia e a alopécia cicatricial são típicas. Existe um envolvimento esquelético, presente desde o nascimento, com sindactilia, ectrodactilia e/ou aplasia dos dedos das mãos e dos pés. • -A escoliose, a hipoplasia clavicular e costal (Figura 15) e as deformações torácicas completam os danos ósseos. As anomalias dentárias são a regra e podem incluir microdontia, dentes mal posicionados, dentes supranumerários e anomalias do esmalte. • - São frequentes as lesões oculares, como coloboma da íris, microftalmia e/ou

					estrabismo. Pode ser observado um atraso psicomotor.
Ellis Van Creveld **síndroma**	-Displasia condro-ectodérmica -Displasia mesoectodérmica	Autossómico recessivo	Desconhecido	Neonatal, Pré-natal	• - Displasia condro-ectodérmica caracterizada por costelas curtas, polidactilia, atraso de crescimento, anomalias ectodérmicas e malformações cardíacas. • - **Descrição clínica :** • Após o nascimento, as principais manifestações são a baixa estatura, costelas curtas, polidactilia e displasia das unhas e dos dentes (Figura 16). • Malformações cardíacas, • e, em particular, defeitos do septo atrial, que ocorrem em 60% dos casos.

					• O desenvolvimento psicomotor é normal.
Síndrome de Hallermann Streiff	-Síndrome discefálica de François Síndrome oculomandibulofacial	Desconhecido ou não aplicável	Desconhecido	Neonatal, Primeira infância	• - Hallermann-Streiff syndrome is a rare genetic syndrome characterized mainly by abnormalities of the head and face such as bird-like facies (with beak-like nose and retrognathia), hypoplastic mandible, brachycephaly with frontal hump (Figure 17), dental anomalies (eg. dental anomalies (e.g. ausência de dentes, dentes natais, dentes supranumerários, agenesia grave de dentes permanentes, hipoplasia do esmalte), hipotricose, várias perturbações oftalmológicas (por exemplo,

					cataratas congénitas, microftalmia bilateral, ptose, nistagmo) e atrofia da pele (particularmente em torno do centro da face e do nariz), bem como telangiectasia e baixa estatura proporcional. Nalguns casos, foi notificada deficiência intelectual.
Síndrome LAMM	-Surdez de tipo 1 na síndrome de microdontia-microtia -Surdez com LAMM	Modo autossómico recessivo	Desconhecido, foi identificada uma dúzia de famílias afectadas	Neonatal, Primeira infância	• - A surdez congénita com aplasia labiríntica, microtia e microdontia (também conhecida como síndrome LAMM) é uma doença que afecta o desenvolvimento dos ouvidos e dos dentes (Figura 18). - **Descrição clínica:** • Nos indivíduos afectados, as estruturas que formam o

					ouvido interno estão normalmente completamente ausentes (aplasia labiríntica). Em casos raros, as pessoas afectadas têm estruturas do ouvido interno subdesenvolvidas num ou em ambos os ouvidos. As anomalias do ouvido interno causam uma forma de perda de audição chamada surdez neurossensorial, que está presente desde o nascimento (congénita). Como o ouvido interno é importante para o equilíbrio e a audição, o desenvolvimento de capacidades motoras, como sentar-se e gatinhar, pode ser atrasado nos bebés afectados. Para além disso, as

					pessoas com síndrome de LAMM têm frequentemente ouvidos externos anormalmente pequenos (microtia) com canais auditivos estreitos. Podem também ter dentes anormalmente pequenos e muito espaçados (microdontia). • Alguns indivíduos podem também ter um atraso no desenvolvimento motor grosseiro na primeira infância (provavelmente devido à ausência do sistema vestibular) com caraterísticas adicionais que incluem: • - Hipoplasia/displasia das estruturas anatómicas do ouvido médio identificadas

					por estudos imagiológicos • - Estenose do forame jugular com veia de saída alargada identificada por estudos imagiológicos. [29]
Síndrome de Axenfeld-Rieger	_	Autossómico Dominante	1-9/1000000	Neonatal, Infância	• - A síndrome de Axenfeld-Rieger é um termo genérico para uma série de doenças genéticas que partilham uma caraterística comum: disgenesia do segmento anterior do olho. Podem estar associadas múltiplas malformações congénitas. - **Descrição clínica:** • A síndrome manifesta-se de forma muito variável com sinais oculares e extra-oculares. • As caraterísticas faciais desta

					síndrome são malformações oculares, nasais e maxilares. • As anomalias orofaciais são caracterizadas por um hipodesenvolvimento do maxilar superior responsável por um prognatismo relativo, um lábio superior recuado e um lábio inferior descaído. A nível dentário podem encontrar-se agenesia e microdontia. Os dentes mais frequentemente ausentes são os incisivos e caninos superiores [26]. • As anomalias dentárias também estão frequentemente associadas, tais como hipoplasia do esmalte, dentes conóides, atraso na

					erupção, taurodontismo, dentes disformes e raízes encurtadas [19]. • As anomalias oculares afectam principalmente a íris (hipoplasia, corectopia ou formação de buracos na íris do tipo policoria), a córnea (proeminência com deslocamento anterior da linha de Schwalbe: embriotoxon posterior) e a câmara anterior (flanges da íris em ponte desde o ângulo iridocorneano até à malha trabecular) (Figura 19).
Síndrome de Silver Russel	_	Autosomique Dominante	1-9/1000000	Pré-natal Neonatal	- A síndrome de Silver-Russell combina um atraso de crescimento que começa no

					período pré-natal com uma aparência caraterística da face e assimetria dos membros. - **Descrição clínica :** • O défice de peso é frequentemente mais acentuado do que o défice de altura e o tecido adiposo subcutâneo é pobre. Verifica-se um atraso na maturação óssea em consonância com o défice de altura. É possível um encerramento tardio da fontanela. O volume normal do crânio contrasta com a altura e pode dar uma aparência de pseudo-hidrocefalia (Figura 20). A testa é larga e saliente, contrastando com a face que

					é pequena e triangular, com um queixo pequeno e pontiagudo, a boca é larga, com cantos descaídos e lábios finos, os olhos parecem grandes e as escleróticas são azuladas. • A assimetria (lateral e geralmente parcial) dos membros está presente em 60% a 80% dos casos; não é progressiva. É frequente a falta de comprimento e/ou a clinodactilia dos 5ºs dedos. Por vezes, há um atraso na aquisição motora e, em casos raros, uma ligeira deficiência mental.
MOPD II	-MOPD tipo II -Nanismo microcefálico primordial osteodisplásico	Autossómico Recessivo	Desconhecido	Pré-natal, Neonatal, Infância	• - Displasia óssea rara e nanismo microcefálico primordial, caracterizado

	de Majewski tipo 2				por um grave atraso de crescimento pré e pós-natal, microcefalia acentuada em relação ao resto do corpo, displasia esquelética, dentição anormal, resistência à insulina e risco aumentado de doença cerebrovascular. - **Descrição clínica:** • A MOPDII é uma doença congénita que ocorre durante o período perinatal e a infância. Caracteriza-se por um grave atraso de crescimento pré e pós-natal, microcefalia grave proporcional, displasia esquelética, dentição anormal, aumento do risco de doença cerebrovascula

					r (aneurismas e doença de Moyamoya em 19% a 52% dos casos) e resistência à insulina. O atraso de crescimento intrauterino é comum. A altura média, o perímetro cefálico e o peso à nascença foram, respetivamente, 7,0, 3,9 e 4,6 desvios-padrão abaixo da média da população (após ajustamento para a idade gestacional < 37 semanas). O crescimento craniano parece parar aos 18 meses, levando a uma microcefalia progressiva.
Síndrome de Williams	–	–	–	–	• A síndrome de Williams, também conhecida como síndrome de Williams-Beuren, é uma doença

					genética cromossómica monossómica ligada à perda de um pequeno fragmento de um cromossoma (microdeleção), que combina um défice intelectual, uma malformação do coração e caraterísticas físicas e comportamentais particulares. O atraso de crescimento também é frequente. A síndrome foi descrita pela primeira vez em 1961.
Síndrome de Rothmund Thompson	Poiquilodermia de Rothmund-Thomson	Autossómico Recessivo	Desconhecido	Neonatal, Infância	• A síndrome de Rothmund-Thomson (RTS) é uma genodermatose caracterizada por poiquilodermia associada a baixa estatura devido a atraso de crescimento pré e pós-natal, cabelo esparso, pestanas e sobrancelhas

					esparsas ou ausentes, cataratas precoces, anomalias esqueléticas, anomalias do eixo radial, envelheciment o prematuro e predisposição para determinados cancros.

(As informações sobre as síndromes no quadro abaixo são extraídas do sítio web " Orphanet "

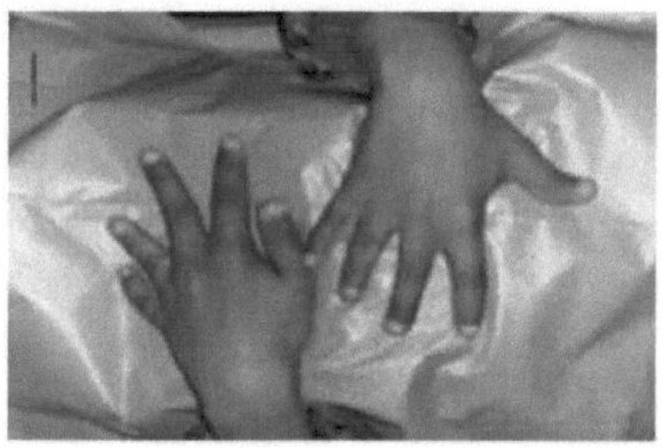

Figura 12 Dedos anelar e mindinho relativamente curtos (braquidactilia), curvados e juntos (mãos com membranas ou sindactilia) [23]

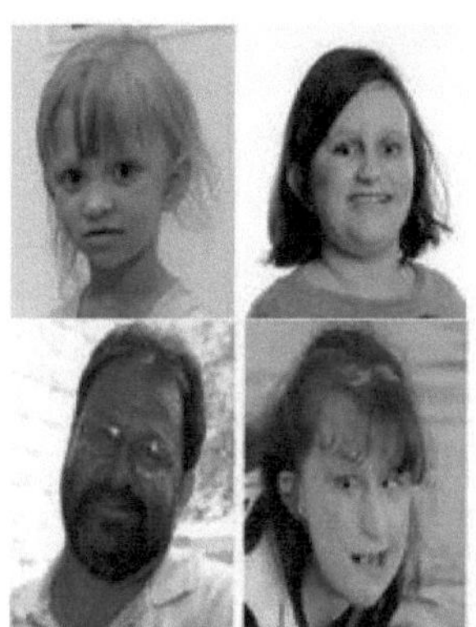

Figura 13 Síndrome de Goltz (NFED)

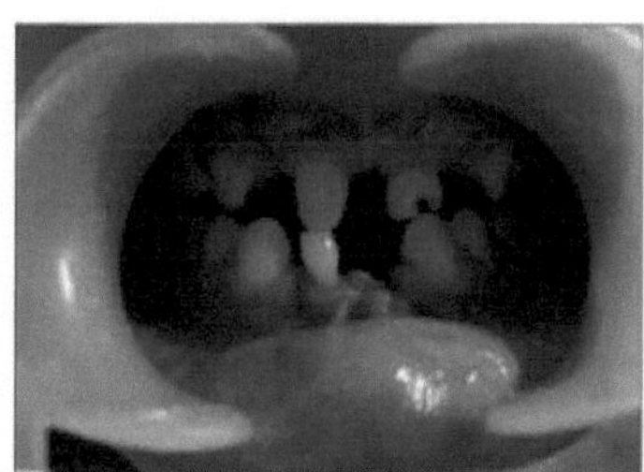

Figura 14 : Vista endobucal de um paciente diagnosticado com síndrome de Ellis Van Creveld [24]

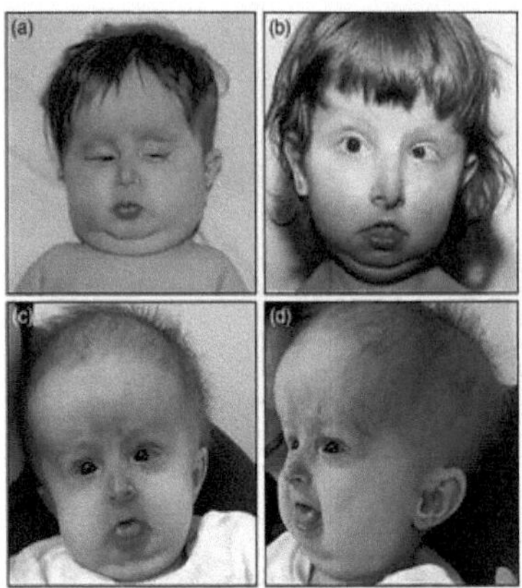

Figura 15 Síndrome de Hallermann Streiff [25]

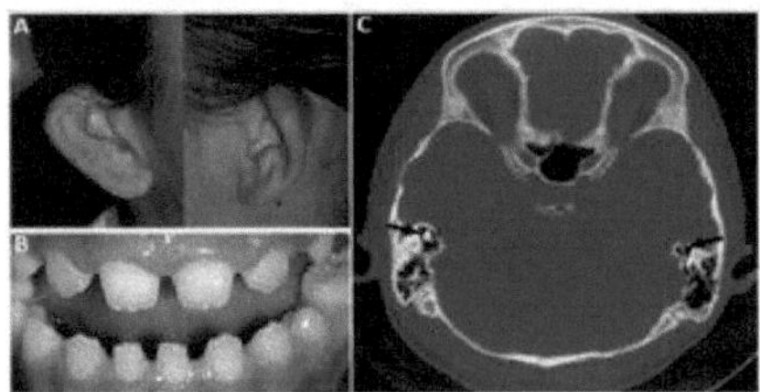

Figura 16 Caraterísticas da surdez congénita com aplasia labiríntica, microtia e microdontia, incluindo A) microtia; B) microdontia com diastemas; C) imagem de TC da cabeça mostrando aplasia labiríntica [26]

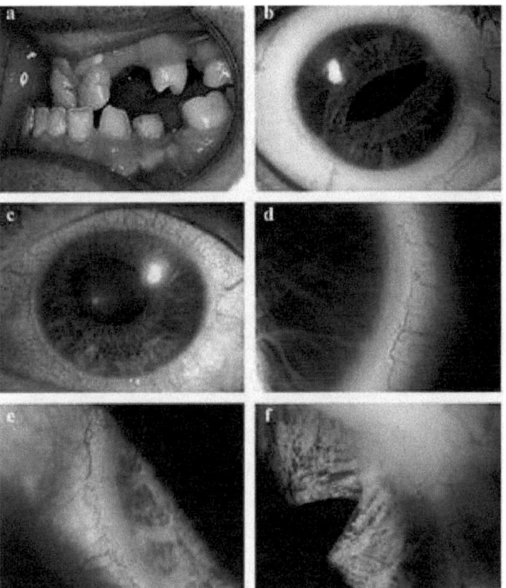

Figura 19: (a) Microdontia e hipodontia (b) Pupila dividida e atrofia da íris no olho direito (c) Corectopia com atrofia da íris no olho esquerdo (d) Embriotoxon posterior no olho direito (e) Embriotoxon posterior no olho esquerdo (f) Grande sinéquia anterior periférica no olho direito.[12]

3- 3- Microdontia generalizada:

Neste caso, todos os dentes das arcadas maxilar e mandibular estão envolvidos e o seu volume total é menor do que o normal.

A verdadeira microdontia generalizada ou nanismo dentário ou microdontismo é rara; por vezes está associada a nanismo hipofisário ou deficiência de hormona do crescimento.

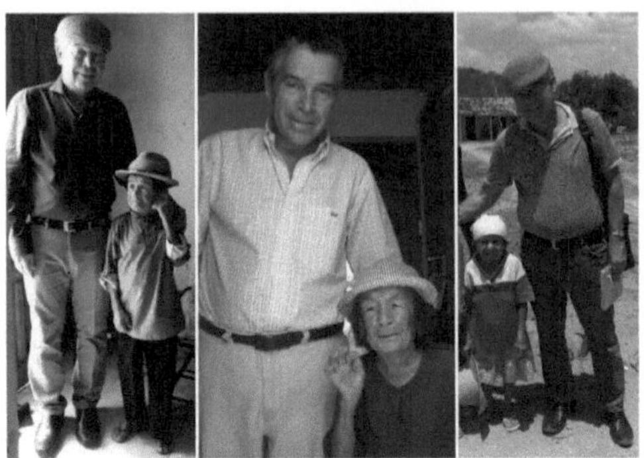

Figura 17 Três indivíduos idosos com nanismo hipofisário (o autor do artigo, Aguiar-Oliveira MH, é o controlo normal com 174 cm de altura) [27]

A microdontia generalizada também é encontrada em certas doenças cardíacas congénitas e é clássica na dentição permanente. Na síndrome de Down (Trissomia 21), onde as caraterísticas dentárias anormais ocorrem em 1-30% dos casos, tanto a nível coronal como radicular, a redução coronal é maior na direção mesiodistal. Para além do seu aparecimento em certos casos sindrómicos, a microdontia é observada após tratamento com quimioterapia ou radioterapia durante todo o período de desenvolvimento dentário.

4. Diagnóstico da microdontia

4.1. Diagnóstico positivo :

O diagnóstico positivo da microdontia só pode ser obtido com a ajuda de exames complementares de imagiologia médica, mas este será orientado por uma história e um exame clínico para confirmar esta anomalia de tamanho.

O processo de diagnóstico deve, portanto, ser sistematizado para permitir um diagnóstico mais eficaz e um tratamento multidisciplinar.

4.1.1. Anamnese :

Um questionário médico meticuloso é essencial para orientar o nosso diagnóstico.

No caso das microdontias, estaremos à procura de

História familiar:

□ Predisposição familiar para a microdontia (pais, irmãos) dado o fator de hereditariedade.

□ História sindrómica na família

□ Exposição à radiação durante a gravidez

4.1.2. Historial médico:

□ História de quimioterapia ou radioterapia e história de cancros

□ Perturbações da transpiração

□ Anomalias das unhas, do cabelo e das sobrancelhas

□ Eczema, alergia ou patologia dermatológica

□ Atraso no desenvolvimento geral ou psicomotor

□ Anomalias esqueléticas, doenças cardíacas, perturbações neurocognitivas, patologias endócrinas, etc.

Esta fase é essencial para verificar se a microdontia pode fazer parte de uma síndrome ou não.

4.1.3. história oral e dentária:

□ História de fratura traumática se houver suspeita de microdontia localizada, de tal forma que o dente em questão pareça reduzido em tamanho e diferente do dente homólogo.

□ História de cirurgia maxilofacial para fenda palatina ou fenda labial e palatina.

□ Avaliação do impacto na qualidade de vida (autoestima, vida familiar, vida escolar, vida profissional) e avaliação das exigências estéticas.

4.1.4. Exame clínico

O exame clínico é parte integrante do processo de diagnóstico e deve ser efectuado com rigor.

Na procura de uma imagem de microdontia, esta incluirá :

Exame clínico extra-oral

□ Dismorfia facial

□ Afecções cutâneas e epidérmicas: hipotricose, anomalias pigmentares, displasia ungueal, etc.

□ Alturas faciais inferior e total

□ Anomalias maxilares, tais como hipoplasia maxilar, proeminência frontal, etc.

Quando um dentista detecta um ou mais sinais de alerta orais, deve examinar o paciente cuidadosamente e questioná-lo em profundidade para detetar a presença de outras anomalias ou elementos na história médica familiar que possam sugerir a presença de uma síndrome.

A combinação de malformações orais e uma ou mais anomalias fora da esfera oral deve fazer soar o alarme.

Exame clínico intra-oral

□ a fórmula dentária deve ser estabelecida para procurar qualquer agenesia associada.

□ Facetas de abrasão

□ Anomalias morfológicas coronais: dente conoide

□ Mau posicionamento dentário e má oclusão (diastemas, desvio do centro inter-incisal)

□ Comprimento, largura e forma do arco

□ Relações oclusais estáticas e dinâmicas

□ Distribuição topográfica da microdontia

Os dentistas devem ser capazes de detetar anomalias que afectem outras partes da boca: o palato, a língua, os lábios, os freios, as glândulas salivares e a mucosa oral. A presença de cicatrizes correspondentes à reparação de fendas palatinas, fendas labiais ou labiopalatinas ou uma forma anormal do palato (por exemplo, ogival) deve ser registada. A descoberta de quistos mandibulares odontogénicos recorrentes ou múltiplos do tipo queratocisto num doente jovem (entre os 10 e os 20 anos de idade) também deve ser considerada como um sinal de alerta da síndrome de Gorlin (OMIM 109400) [28].

As anomalias da língua mais frequentemente encontradas são uma língua geográfica, uma língua de tamanho acima da média (macroglossia), uma língua lobulada, assimetria ou uma língua com um frénulo excessivamente curto (anquiloglossia). Em algumas síndromes, como a síndrome de Down (OMIM 190685), a língua é hipotónica. Perante uma anomalia oral, é importante perguntar se este problema é isolado ou se está associado a outros sinais gerais que podem sugerir uma síndrome. Na presença de uma anomalia dentária, devem ser sempre procurados sinais extra-orais.

4.1.5. ***Avaliação funcional***

Ventilação: A ventilação é a função mais importante na hierarquia das matrizes funcionais porque é uma função vital.

□ A ventilação fisiológica deve ser nasal durante o dia e a noite. Para tal, é necessário um ambiente muscular equilibrado em repouso, com a língua pressionada contra o palato e os lábios unidos sem esforço.

□ Diz-se que a respiração é disfuncional quando é oral. Esta pode levar a perturbações em todas as outras funções orofaciais, bem como na postura cefálica, e, por conseguinte, tem impacto na morfogénese craniofacial e geral do paciente. Esta é a espiral dismorfofuncional. A sua origem pode ser anatómica ou inflamatória.

Os doentes com microdontia parecem ter uma ventilação oral ou mista mais frequentemente do que a população em geral. Este facto pode dever-se ao hipodesenvolvimento da maxila, especialmente em determinados síndromes, que pode influenciar o desenvolvimento das cavidades nasais e, consequentemente, a disfunção ventilatória.

- **Deglutição**: A deglutição é o ato pelo qual o conteúdo da boca é impulsionado em direção ao estômago. Apenas a fase oral da deglutição é controlada voluntariamente; durante o dia, o ato é automático e, à noite, torna-se um reflexo.

□ A deglutição normal ocorre com as arcadas fechadas, assegurando a imobilidade da mandíbula, sem contração dos músculos periorais, e com a língua pressionada contra o palato com a sua ponta apoiada na papila retro-incisiva.

□ A deglutição patológica envolve contraturas periorais ou uma língua interposta entre as arcadas; é denominada deglutição primária ou infantil porque é normal até cerca dos 7 anos de idade.

Os pacientes com microdontia parecem estar associados a distúrbios da deglutição, pois os numerosos diastemas, especialmente nos casos de microdontia relativa e generalizada, podem causar interposição lingual e, assim, a persistência de um distúrbio primário da deglutição.

- **Fonação:** A fonação permite que a língua seja falada, e a língua desempenha um papel importante nesta função. Numa fonação normal, nenhum fonema deve ser pronunciado com a língua apoiada nos dentes. No caso das disfunções fonatórias, encontramos apoio dentário, ou mesmo interposição lingual nos espaços dentários, distribuídos por toda a arcada, durante a fonação.
- **Mastigação**: A mastigação é a fase inicial da digestão, durante a qual o bolo alimentar é triturado e insalivado antes de ser engolido. Corresponde a um movimento rítmico da mandíbula no seguinte ciclo [4].

□ A função normal é a mastigação unilateral alternada, que inclui movimentos de abaixamento/elevação da mandíbula, propulsão/retropulsão e didução.

□ A disfunção mastigatória pode ser dominantemente unilateral, causando assimetria maxilofacial durante o crescimento. Também pode ser de abertura/fechamento, causando uma oclusão bloqueada e uma falta de desgaste dentário devido à ausência de movimentos laterais. As causas podem ser encontradas em distúrbios do sistema neuromuscular, disfunção da articulação temporomandibular ou causas oclusais e dentárias.

A mastigação parece ser a função mais evidentemente afetada pela microdontia, dado o tamanho reduzido da dentição. Esse fato pode ser explicado pela alteração do coeficiente mastigatório presente nesses pacientes, causada pela microdontia.

Parafunções: Hábitos nocivos sem objetivo funcional. Incluem [4]:

□ **Sucção**: pode provocar uma lacuna, uma proalveolite, um aumento da saliência, bem como amplificar as disfunções às quais a sucção está frequentemente associada (disfunção lingual).

□ **Onicofagia**: é o ato de roer as unhas, com risco de patologias articulares e reabsorções radiculares.

□ **Bruxismo:** ranger ou cerrar os dentes devido a uma hiperatividade involuntária dos músculos mastigatórios (SFODF), suscetível de provocar desgaste dentário, doença periodontal, hipertrofia dos músculos mastigatórios e patologias da articulação temporomandibular.

No que diz respeito à relação entre distúrbios funcionais e microdontia, a literatura é relativamente escassa sobre esse assunto, mas é possível afirmar que todas essas disfunções e parafunções, causadas ou não pela microdontia, terão, sem dúvida, uma influência direta e indireta nas caraterísticas craniofaciais do indivíduo como um todo. Além disso, é razoável supor que a redução do tamanho dos dentes, e suas consequências oclusais, muitas vezes levará a problemas funcionais nesses pacientes.

4.1.6. Exames complementares

Radiografia:

□ ***OPT***:

Permite suspeitar da ausência de certos germes

Utilizado para verificar a presença de imagens (diagnóstico da síndrome de Gorlin-Goltz se estiverem presentes várias imagens).

□ ***Telerradiografias de perfil***: podem ser utilizadas para o tratamento ortodôntico do paciente, mas não fazem parte da avaliação diagnóstica inicial da microdontia.

Moldes de estudo para planeamento do tratamento.

Fotografias extra-orais e intra-orais: não só para apoiar um estudo mais pormenorizado do caso, mas também para fins médico-legais.

Todo este processo de diagnóstico é essencial para fazer um diagnóstico etiológico positivo e determinar o plano de tratamento.

4.2. Diagnóstico etiológico

O(s) fator(es) inicial(ais) responsável(eis) pela microdontia permanece(m) pouco claro(s). Mutações nos genes de regularidade do desenvolvimento são conhecidas por serem a causa de várias anomalias dentárias [4].

Tanto factores genéticos como ambientais estão envolvidos na complexa etiologia da microdontia. Fatores genéticos provavelmente desempenham um papel na formação da microdontia. Foi demonstrado que o desenvolvimento dos dentes tem origem ectodérmica, mesodérmica e na crista neural. A variação no tamanho de um determinado dente ocorre durante o período em que a forma do dente está a ser desenvolvida, um período em que a forma do dente é determinada pelo órgão do esmalte e pela bainha de Hertwig na fase de sino. Pensa-se que a determinação da forma da coroa está ligada a diferentes regiões do epitélio oral ou ectomesênquima. Estudos demonstraram que diferentes regiões do epitélio oral, e não o ectomesênquima subjacente, são inicialmente responsáveis pela forma da coroa. Ossos medievais escavados em Alborg, Dinamarca, forneceram evidências de microdontia generalizada resultante de retardo de crescimento intrauterino [29]

Uma pesquisa na MEDLINE da literatura dentária inglesa para uma verdadeira microdontia generalizada não produziu resultados [15]

A microdontia está mais frequentemente ligada a factores genéticos e é, portanto, hereditária. Deve-se a perturbações nos mecanismos que regulam o padrão da dentição ou a progressão do desenvolvimento dentário. Muitos genes estão envolvidos.

Certos factores patológicos durante a gravidez (infeção, envenenamento, perturbações nutricionais), mas também a irradiação, certas carências vitamínicas e perturbações endócrinas podem ser responsáveis.

Classicamente, pode ser feita uma distinção entre:

□ Microdontia "isolada" ou "não-sindrómica", quando encontrada num indivíduo que não sofre de uma síndrome.

□ Microdontia "sindrómica", quando encontrada num indivíduo dentro de uma síndrome polimalformativa. Neste caso, são parte integrante dos sintomas clínicos da(s) doença(s) em causa.

A interrupção do processo fisiológico de morfodiferenciação durante a fase de sino do desenvolvimento dentário, quando o plano de tamanho e forma de cada dente é criado, leva a anormalidades no tamanho da coroa. As perturbações durante a morfodiferenciação geralmente não alteram a função dos ameloblastos ou odontoblastos; o esmalte e a dentina são, portanto, normais.

A hereditariedade é relatada como autossómica dominante com penetração incompleta em casos isolados de microdontia [17]. Casos isolados ou espontâneos têm sido relatados sem etiologia identificada.

Foram registados casos isolados ou espontâneos sem etiologia identificada. A microdontia generalizada verdadeira raramente ocorre, mas foi registada em crianças após quimioterapia ou radioterapia durante a dentição e anemia de Fanconi.

Outras síndromes associadas incluem:

□ Síndrome de Gorlin-Chaudhry-Moss, síndrome de Williams, síndrome de Ullrich-Turner, síndrome de Rothmund-Thomson, síndrome orofacial-digital de Hallermann-Streiff [30]. A síndrome de Down e o nanismo hipofisário também estão associados à microdontia difusa ou generalizada [17]. A microdontia pode estar associada a outros distúrbios e anomalias, como dens-invaginatus, quartos molares, oligodontia, displasia ectodérmica hipohidrótica hereditária, displasia condro-ectodérmica (Ellis-van Creveld), microssomia hemifacial e doença de Crouzon [17].

□ A quimioterapia e a irradiação craniana ou total do corpo podem interferir no desenvolvimento dentário, resultando em múltiplas anomalias dentárias. A quimioterapia de alta dose em crianças com menos de 4 anos de idade é um fator de risco para microdontia e agenesia dentária [31]. Javed et al. verificaram que 100% das crianças com menos de 5 anos de idade tratadas com quimioterapia e irradiação craniana apresentavam anomalias dentárias, tais como microdontia, desenvolvimento radicular interrompido, displasia do esmalte e agenesia dentária [32, 33].

□ A microdontia pode também ser uma consequência da deficiência da hormona do crescimento, da deficiência de vitamina D, do hipopituitarismo, do transplante de células estaminais hematopoiéticas [33], ou um efeito retardado da quimioterapia e da radioterapia nas estruturas dentárias das crianças que sobreviveram ao cancro [34].

□ A microdontia pode ser devida a uma falta de formação de esmalte (hipoplasia amelóide ou aplasia amelóide), que será confirmada por radiografia [8]

5. Tratamento multidisciplinar:

5.1 Planeamento do tratamento:

O principal objetivo da consulta inicial é, naturalmente, identificar as necessidades do paciente, após uma análise clínica minuciosa e completa dos componentes periodontais, funcionais, radiológicos e estéticos, que são pré-requisitos essenciais para o tratamento da microdontia.

Nesta fase inicial, é fundamental e de grande valor a realização de um projeto estético virtual e de um mock-up ou wax-up, cujo objetivo é não só aperfeiçoar o diagnóstico, especificando o grau e a extensão da microdontia, mas também identificar os dentes a tratar, de forma a restaurar e, finalmente, obter o sorriso estético desejado. O alargamento mesio-distal do dente pode ser programado, mas é limitado pelo risco de obter um perfil de emergência excessivamente angulado, ou mesmo um sobre-contorno. Consequentemente, ao realizar o projeto, pode ser decidido realizar restaurações em dentes adjacentes, a fim de manter um perfil de emergência compatível, por um lado, e uma boa saúde periodontal, por outro [2].

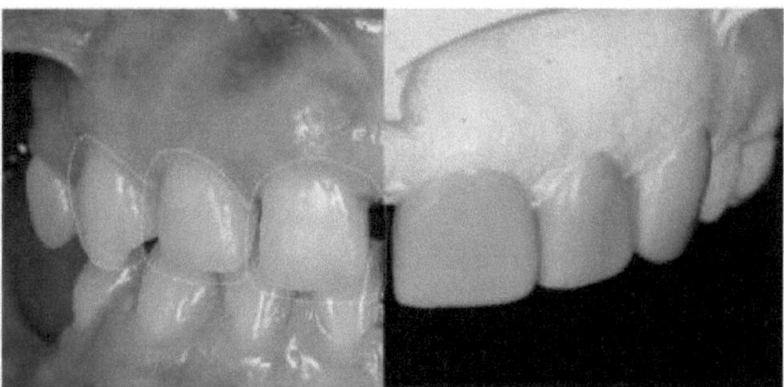

Figura 18 Quando confrontado com uma desarmonia do sorriso ligada a uma ou mais microdontias, é por vezes necessário restaurar os dentes adjacentes para obter um resultado mais estético. Neste caso de microdontia dos incisivos, foi decidido, de acordo com o paciente, realizar também facetas nos caninos, de modo a obter uma linha de sorriso mais harmoniosa [2]

Graças a este projeto de diagnóstico estético, as diferentes abordagens terapêuticas podem ser objectivadas. Para além disso, serão identificadas as necessidades de ortopedia dento-facial, cirurgia, periodontologia e endodontia antes da reabilitação definitiva [12].

Por fim, este projeto de diagnóstico visa, em primeiro lugar, informar e, em seguida, validar o tratamento com o paciente.

Podem ser consideradas várias abordagens terapêuticas e opções de tratamento, isoladamente ou em combinação, e serão aqui discutidas de acordo com o "gradiente terapêutico", do mais conservador ao menos conservador.

O "gradiente terapêutico" [35]é o seguinte:

5. 2. Contribuição da ortodontia

É aconselhável trabalhar com um ortodontista e procurar o seu conselho, e ver se o tratamento ortodôntico pode ser o único tratamento na gestão da microdontia ou se devemos ajudar a acomodar o tratamento restaurador, idealizando a posição dos dentes.

5.2.1 Tratamento ortodôntico isolado

O tratamento ortodôntico está envolvido na maioria das opções de tratamento mencionadas acima. No entanto, no caso de microdontia ligeira a moderada do incisivo lateral superior, em que o tamanho da coroa é 2/3 do tamanho médio, e especialmente se for bilateral, o tratamento ortodôntico pode ser tudo o que é necessário sem qualquer restauração subsequente. Neste caso, o objetivo do tratamento é fechar o diastema residual. O descolamento interdental dos incisivos inferiores pode estar associado à correção da desarmonia maxilo-mandibular. Esse tipo de tratamento geralmente resulta em Classe II de Angle, devido à mesialização dos dentes posteriores superiores para ocupar o espaço vazio [36].

Em alguns casos, uma configuração digital de Kesling pode ser utilizada para ajudar a prever o encerramento de diastemas [63] e, consequentemente, decidir se é necessária uma restauração direta ou indireta, para além do tratamento ortodôntico, que não é suficiente [36].

5.2.2. Tratamento ortodôntico antes da restauração:

Muitas vezes, o objetivo do tratamento ortodôntico é obter uma posição óptima para os dentes, de acordo com o plano estético, e isso pode ser posteriormente combinado com etapas de restaurações diretas ou indirectas [61].

5.2.3. Tratamento de restauração e prótese fixa

As opções de tratamento de restauração para microdonts são a restauração direta ou a restauração indireta.

5.3. O contributo da periodontologia

No caso do tratamento ortodôntico, e antes da remoção do aparelho ortopédico, é fundamental que o profissional que realiza a restauração definitiva reveja o paciente e se certifique de que o posicionamento das coroas e raízes dentárias é compatível com o projeto de diagnóstico virtual estético e funcional previamente previsto. Ocasionalmente, o posicionamento pode não ser satisfatório. Como resultado, o caso deve ser discutido novamente com o ortodontista, que pode decidir prolongar o tratamento ou modificar o plano de restauração final, tendo em conta a posição obtida [12].

Quando o aparelho ortodôntico é removido, são feitas impressões que serão utilizadas para fazer uma contenção ortodôntica, que deve ser entregue ao paciente o mais rapidamente possível para manter os resultados obtidos, e para fazer um novo enceramento. Mesmo que a posição desejada dos dentes tenha sido alcançada, é essencial atualizar o projeto estético virtual, e para isso é feito um novo wax-up ou mock-up virtual, para ter em conta a posição e as proporções finais após o tratamento ortodôntico. Durante esta fase, será decidido se o paciente necessita de cirurgia periodontal [37]Uma vez validado, o mock-up permanece no local, servindo, por um lado, de suporte pós-ortodôntico (em substituição ao splint previamente colocado) e, por outro, de guia para a cicatrização gengival, bem como de validação funcional e estética pelo paciente. Após 21 dias, período estimado de cicatrização, e se o paciente estiver satisfeito, avançamos com a nossa abordagem terapêutica.

5.4. Avulsão e substituição dentária

Alguns casos de microdontia podem apresentar apinhamentos significativos e, por isso, os dentes microdônticos podem ter um mau prognóstico a longo prazo, especialmente se as suas raízes forem curtas e/ou finas, tornando-os susceptíveis de reabsorção em caso de tratamento ortodôntico [36]ou fratura, se não conseguirem suportar uma restauração coronal previsível (relação coroa/raiz desfavorável) [[37] ,[34]Neste caso, o dente afetado será avulsionado e será recomendada uma das quatro opções seguintes [38]

- O preenchimento do espaço através de tratamento ortodôntico, que, por exemplo, no caso de extração de um incisivo lateral superior microdôntico, terá como objetivo mesializar o canino, e subsequentemente restaurá-lo direta ou indiretamente [[12],[36]].

- O espaço é aberto por tratamento ortodôntico e substituição do dente em falta. Um implante é a solução de eleição neste caso (é preciso ter cuidado com o estado geral do paciente e com o estado periodontal em particular), caso contrário, recomenda-se uma ponte Cantilever colada com asas, especialmente se o paciente não tiver terminado o crescimento [38].

- Substituição de dentes sem tratamento ortodôntico, especialmente no caso de extracções múltiplas. A solução de implante também é preferida neste caso.

- As próteses parciais devem ser evitadas em casos de avulsão simples. Pode ser usada como uma solução a médio prazo devido à falta de recursos financeiros, até que o paciente possa considerar implantes [34].

- Muito raramente: abstenção terapêutica.

Conclusão

A microdontia é uma anomalia dentária relativamente comum na população em geral. É causada por interações complexas entre factores genéticos, epigenéticos e ambientais durante o desenvolvimento dentário.

É mais frequentemente diagnosticada na sua forma isolada. No entanto, a sua componente sindrómica é evocada em casos raros, como a síndrome de Rieger ou a síndrome de Down.

O tratamento de pacientes com esta anomalia requer uma abordagem multidisciplinar, orientada desde o início por um plano de diagnóstico estético, que será reavaliado ao longo das várias fases do tratamento. As decisões terapêuticas requerem, por isso, uma colaboração que envolva a odontopediatria, a genética, a psicologia, a medicina dentária conservadora, a ortodontia, a prótese, a implantologia, a periodontologia e a cirurgia.

Com o advento da medicina dentária digital, esta ferramenta permite melhorar ainda mais os métodos de tratamento, facilitando a análise e aquisição de dados, por um lado, e a conceção e fabrico de peças protéticas de alta precisão, por outro.

Se a microdontia for diagnosticada precocemente, ou seja, durante a infância, é preferível iniciar o tratamento para limitar o seu impacto no desenvolvimento psico-emocional da criança e também para facilitar a continuação de futuros tratamentos quando o crescimento estiver concluído.

Por outro lado, a gestão da microdontia como parte de uma síndrome continua a ser um desafio para os dentistas, dada a componente psicológica e o estado geral vulnerável caraterístico destes pacientes.

Referências

1 . Soxman, J., P. Wunsch, e C. Haberland, *Anomalies of the Developing Dentition: A Clinical Guide to Diagnosis and Management.* 2019.

2. Patil, S., et al., *Prevalência de anomalias dentárias na população indiana.* J Clin Exp Dent, 2013. **5**(4): p. e183-6.

3. Antonarakis, G.S., K. Tsiouli, e P. Christou, *Tamanho do dente mesiodistal em pacientes com fenda labial e palatina unilateral não sindrómica: uma meta-análise.* Clin Oral Investig, 2013. **17**(2): p. 365-77.

4. Thesleff, I., *Genetic basis of tooth development and dental defects.* Ata Odontol Scand, 2000. **58**(5): p. 191-4.

5. Thilander, B., J. Odman, e T. Jemt, *Implantes unitários na região do incisivo superior e a sua relação com os dentes adjacentes. Um estudo de acompanhamento de 8 anos.* Clin Oral Implants Res, 1999. **10**(5): p. 346-55.

6. Thomas, C., et al., *Da criança à idade adulta, uma abordagem multidisciplinar da microdontia múltipla associada à hipodontia: Relato de caso que relata uma gestão e acompanhamento de 15 anos.* Healthcare (Basileia), 2021. **9**(9).

7. Alexandersen, V. e O.V. Nielsen, *Generalized microdontia probably associated with intrauterine growth retardation in a medieval skeleton.* American Journal of Physical Anthropology, 1970. **33**(3): p. 389-401.

8. Alliot-Licht, B., et al., *Signes extra-oraux à rechercher face a des signes bucco-dentaires d'alerte de maladies d'origine génétique.* Comptes Rendus Biologies, 2015. **338**(1): p. 48-57.

9. Bilge, N.H., et al., *Investigação da prevalência de anomalias dentárias através da utilização de radiografias panorâmicas digitais.* Folia Morphol (Warsz), 2018. **77**(2): p. 323-328.

10. Inoue, T., et al., *Representação tridimensional de microdontia do terceiro molar superior.* Clin Case Rep, 2017. **5**(4): p. 547-548.

11. Altug-Atac, A.T. and D. Erdem, *Prevalence and distribution of dental anomalies in orthodontic patients.* Am J Orthod Dentofacial Orthop, 2007. **131**(4): p. 510-4.

12. Reis, L.M., et al., *Axenfeld-Rieger syndrome: more than meets the eye.* J Med Genet, 2023. **60**(4): p. 368-379.

13 . Kathariya, M.D., et al., *Prevalência de anomalias dentárias entre crianças que frequentam a escola na Índia.* J Int Oral Health, 2013. **5**(5): p. 10-4.

14. Schaefer, E., et al., *Uma nova mutação envolvendo o códon de iniciação do FGF3 em uma família descrita com agenesia completa do ouvido*

interno, microtia e microdontia maior (síndrome LAMM). J Genet Syndr Gene Ther, 2014. **5**(6).
15. Bargale, S.D. e S.D. Kiran, *Ocorrência não-sindrómica de verdadeira microdontia generalizada com mesiodens mandibular - um caso raro.* Head Face Med, 2011. **7**: p. 19.
16. da Silva, P.R., et al., *Tooth crown mesiodistal measurements for the determination of sexual dimorphism across a range of populations: Uma revisão sistemática e meta-análise.* J Forensic Odontostomatol, 2019. **37**(1): p. 2-19.
17. Laverty, D.P. e M.B. Thomas, *A gestão restauradora da microdontia.* Br Dent J, 2016. **221**(4): p. 160-6.
18. Hans, M.K., et al., *Microdontia bilateral não sindrómica dos segundos molares superiores: um achado muito raro.* J Clin Diagn Res, 2015. **9**(4): p. Zj03-4.
19. Chen, Y., et al., *Ocorrência não-sindrómica de microdontia generalizada verdadeira com hipodontia: Um relato de caso.* Medicine (Baltimore), 2019. **98**(26): p. e16283.
20. Fonseca-Souza, G., et al., *Tooth abnormalities associated with non-syndromic cleft lip and palate: systematic review and meta-analysis.* Clin Oral Investig, 2022. **26**(8): p. 5089-5103.
21. Garib, D.G., et al., *Dual embryonic origin of maxillary lateral incisors: clinical implications in patients with cleft lip and palate.* Dental Press J Orthod, 2015. **20**(5): p. 118-25.
22. Hoogeveen, R.C., et al., *An overview of radiological manifestations of acquired dental developmental disturbances in paediatric head and neck cancer survivors.* Dentomaxillofac Radiol, 2020. **49**(3): p. 20190275.
23. Kapdan, A., et al., *Anomalias dentárias na dentição primária de crianças turcas.* Eur J Dent, 2012. **6**(2): p. 178-83.
24 . Kamal, R., et al., *Síndrome de Ellis-van Creveld: Uma entidade clínica rara.* J Oral Maxillofac Pathol, 2013. **17**(1): p. 132-5.
25 . Schmidt, J. e B. Wollnik, *Síndrome de Hallermann-Streiff: Um elo molecular ausente para uma síndrome altamente reconhecível.* Am J Med Genet C Semin Med Genet, 2018. **178**(4): p. 398-406.
26. Ordonez, J. e M. Tekin, *Surdez Congénita com Aplasia Labiríntica, Microtia e Microdontia*, em *GeneReviews(®)*, M.P. Adam, et al., Editores. 1993, Universidade de Washington, Seattle

Direitos de autor © 1993-2024, Universidade de Washington, Seattle. GeneReviews é uma marca registada da Universidade de Washington, Seattle. Todos os direitos reservados: Seattle (WA).
27. Aguiar-Oliveira, M.H. e A. Bartke, *Growth Hormone Deficiency: Saúde e Longevidade.* Endocr Rev, 2019. **40**(2): p. 575-601.

28. Witmanowski, H., et al., *Síndrome do nevo de células basais (síndrome de Gorlin-Goltz): Predisposição genética, quadro clínico e tratamento.* Postepy Dermatologii i Alergologii, 2017. **34**: p. 381-387.
29. Castro-Rodríguez, E., et al., *Prevalência de anomalias dentárias do desenvolvimento em pacientes pediátricos e uma avaliação dos conhecimentos dos estudantes em duas escolas dentárias mexicanas: A Cross-Sectional Study.* Odovtos - International Journal of Dental Sciences, 2024: p. 341-350.
30. Guttal, K.S., et al., *Frequência de anomalias dentárias de desenvolvimento na população indiana.* Eur J Dent, 2010. **4**(3): p. 263-9.
31. Nishimura, S., et al., *Factores de risco para causar anomalias na formação de dentes em quimioterapia de cancros pediátricos.* Eur J Cancer Care (Engl), 2013. **22**(3): p. 353-60.
32. Javed, F., et al., *Oral health status in children with acute lymphoblastic leukemia (Estado de saúde oral em crianças com leucemia linfoblástica aguda).* Crit Rev Oncol Hematol, 2012. **83**(3): p. 303-9.
33. Ruyssinck, L., et al., *Impacto do transplante de células estaminais hematopoiéticas no desenvolvimento dentário.* Biol Transplante de medula óssea de sangue, 2019. **25**(1): p. 107-113.
34. Seremidi, K., et al., *Late effects of chemo and radiation treatment on dental structures of childhood cancer survivors. Uma revisão sistemática e meta-análise.* Head Neck, 2019. **41**(9): p. 3422-3433.
35 . Chandra, R., et al., *Implante dentário endósseo face à gestão conservadora: Is it a dilemma?* Natl J Maxillofac Surg, 2010. **1**(1): p. 26-9.
36. Robinson, S., et al., *Técnicas para restaurar dentes anteriores desgastados com resina composta direta.* Dent Update, 2008. **35**(8): p. 551-2, 555-8.
37. Scurria, M.S., J.D. Bader, e D.A. Shugars, *Meta-analysis of fixed partial denture survival: prostheses and abutments.* J Prosthet Dent, 1998. **79**(4): p. 459-64.
38. Patel, M., et al., *Amelogénese imperfeita - gestão ao longo da vida. Gestão de restauração do paciente adulto.* Br Dent J, 2013. **215**(9): p. 449-57.

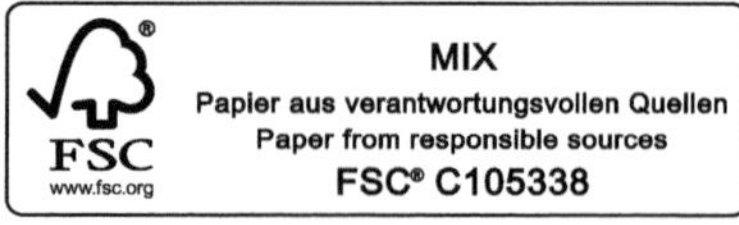

Printed by Books on Demand GmbH, Norderstedt / Germany